AF308797

DAX

Ses Eaux — Ses Boues

SES INDICATIONS THÉRAPEUTIQUES

PAR

le Docteur Maurice DELMAS

Ancien interne des Hôpitaux de Bordeaux
Lauréat des Hôpitaux
Ex-moniteur d'accouchement à la Faculté de Médecine
de Bordeaux
Membre correspondant de la Société de Médecine de Paris

MÉDECIN DES THERMES DE DAX

DAX
Imprimerie-Reliure Hazaël LABÈQUE, 11, rue des Carmes.
—
1898

DAX

Ses Eaux — Ses Boues

SES INDICATIONS THÉRAPEUTIQUES

PAR

le Docteur Maurice DELMAS

Ancien interne des Hôpitaux de Bordeaux
Lauréat des Hôpitaux
Ex-moniteur d'accouchement à la Faculté de Médecine
de Bordeaux
Membre correspondant de la Société de Médecine de Paris

MÉDECIN DES THERMES DE DAX

DAX
Imprimerie-Reliure Hazaël LABÈQUE, 11, rue des Carmes.
1898

PRÉAMBULE

Quelques mots, chers lecteurs, pour vous dire de quelle façon l'idée d'un pareil ouvrage m'est venue à l'esprit. C'est une simple histoire que je vais vous narrer :

Muni de bonnes recommandations pour les principaux médecins de Paris, je débarquai un jour dans la capitale et me mis en mesure de me présenter à mes honorables confrères pour leur parler un peu de Dax. Dès les première visites, en voyant l'encombrement des salles d'attentes, je fus pris d'un scrupule et malgré les accueils gracieux et bienveillants que j'avais reçus, je me dis en conscience que je faisais perdre un temps précieux à mes confrères ; et malgré tout je m'en voulais. D'un autre côté, comment concilier cette timidité avec le devoir professionnel qui me forçait à aller chez eux ? C'est alors que cette timidité tint le discours suivant à mon oreille : « Pourquoi ne pas faire un livre où tu exposerais ce que tu ne peux pas arriver à dire en conversation. » Cette idée me parut bonne et je fis ce petit opuscule en le dédiant à tous mes confrères. Peut-être qu'en voiture, entre deux visites, y jetteront-ils les yeux. En tout cas, je tiens à remercier d'emblée ceux qui me liront.

Dr M. DELMAS.

D A X

Ses Eaux — Ses Boues

SES INDICATIONS THÉRAPEUTIQUES

La ville de Dax est située dans le département des Landes par 43° 42' de latitude et par 3° 24' de longitude ouest (Méridien de Paris). Séparée en deux parties bien distinctes par un fleuve, l'Adour, elle est surtout remarquable par l'abondance et la haute thermalité de ses sources. Plus de vingt millions de litres d'une eau à 60° centigrades sortent journellement des griffons des différentes sources. On peut donc dire d'une façon pittoresque que Dax est arrosée extérieurement par un fleuve froid, l'Adour, tandis que sous elle passe un torrent d'eau chaude.

L'eau minérale hyperthermale a été de tout temps la cause de la notoriété de la cité de Dax ; c'est elle qui donne naissance aux boues végéto-minérales si justement appréciées dans le traitement des manifestations rhumatismales.

Il nous a donc paru nécessaire avant d'exposer les indications thérapeutiques de notre station d'insister sur l'étude de l'eau minérale et des boues hyperthermales.

Nous avons parlé d'un véritable fleuve chaud qui parcourt la ville. Que le lecteur nous permette de désigner de cette manière la source souterraine qui jaillit à Dax.

On ne peut dire d'une façon absolument précise où naît et où se termine ce fleuve chaud souterrain. Néanmoins une partie de son trajet est connue.

C'est à Préchacq-les-Bains, station analogue à Dax et située à vol d'oiseau à environ 11 kilomètres de notre ville, que le fleuve chaud commence à manifester son existence. De la source qui jaillit dans le parc de cet établissement, il va dans la direction ouest, passe sous l'Adour où il abandonne quelques filets d'eau chaude au milieu du fleuve même, puis auprès d'un vaste banc de sable situé sur le bord de l'Adour et où les gens du pays viennent à bon marché prendre des bains d'eau minérale, de boues et de sables mélangés, dont nous parlerons plus loin.

De là on perd toute trace du fleuve chaud et on ne le retrouve ensuite qu'à Dax. Signalons cependant à 1 kilomètre 1/2 environ de l'établissement de Préchacq une petite source qui sort d'un trou appelé trou de Madame et situé sur la rive gauche de l'Adour. Il nous semble que cette source très peu abondante ne doit être considérée que comme provenant d'un petit affluent de notre fleuve chaud et que son véritable trajet est celui que nous avons indiqué plus haut.

Les sources de Dax étant toutes sans exception situées sur la rive gauche de l'Adour, forcément le fleuve chaud a dû pour arriver à notre station repasser sous l'Adour. On ne sait pas en quel point a lieu ce passage. Quoiqu'il en soit, après un trajet souterrain de plus de dix kilomètres, le fleuve chaud jaillit à Dax. La première source que nous rencontrons est celle du Roth, propriété des Grands Thermes de Dax ; puis toujours dans la même direction et le long de l'Adour, la source qui alimente les bains St-Pierre et qui est située au bas des remparts gallo-romains. Entre ces derniers et le Roth existe une petite source accessoire qui alimente un lavoir public. Des bains St-Pierre le fleuve chaud se dirige toujours parallèlement à l'Adour et vient donner naissance à la Fontaine Chaude, puis il s'infléchit un peu et abandonnant sa direction primitive du sud-ouest pour se rapprocher un peu du sud, il arrive aux Grands Thermes où il donne naissance à deux sources : source du Bastion, source Ste-Marguerite. Il se redresse alors à partir de ce point et se rapproche de l'Adour et à environ 100 mètres des Thermes il donne naissance à deux sources, l'une qui coule dans un bassin carré et dont on se sert surtout en boisson, l'autre qui jaillit au centre d'un espace semi-lunaire appelé Trou des Pauvres, propriété des Grands Thermes de Dax.

A environ quelques mètres du trou des Pauvres on trouve la source qui alimente les bains Séris, puis de là le fleuve chaud va jaillir au centre du jardin des

Baignots par deux magnifiques geysers, et forme en outre la source du Pavillon. A ce moment, rejeté hors de sa direction primitive par un monticule d'origine ophitique nommé le Tuc d'Eauze, il repasse sous l'Adour et marque son passage dans ce fleuve par de légers bouillonnements qu'on aperçoit de temps en temps un peu en amont du pont du chemin de fer de Dax à Pau.

A ce moment on perd de nouveau sa trace et on ne la retrouve qu'à environ 12 kilomètres de Dax, à Saubusse, en un endroit dénommé les bains de Joannin. Il semblerait cependant qu'à Rivière — et cela nous a été affirmé par l'honorable maire de cette localité M. Darricau — on trouve quelques sources et boues chaudes dans ces vastes plaines situées sur le côté droit de l'Adour et appelées barthes.

On voit d'après la description que nous avons donnée du trajet approximatif du fleuve chaud que sa direction se trouve en quelque sorte parallèle à l'Adour et que partout où existent des sources chaudes ces dernières ne sont jamais éloignées de l'Adour.

———

II

On a cherché à expliquer de bien des manières l'existence de ce fleuve chaud. Diverses théories ont été émises tour à tour et ont eu le don de passionner les savants de notre ville. C'est surtout la haute thermalité de nos sources qui a été mise en cause plus d'une fois et dont on a cherché à expliquer la provenance.

Il nous semble qu'en somme on ne doit voir dans ce phénomène qu'un phénomène purement physique ; en effet, on sait que lorsqu'on plonge un thermomètre dans une mine on trouve que la température va en croissant d'un degré par 32 mètres. Voilà pourquoi, plus une source est profonde, plus l'eau qui jaillit à la surface terrestre est chaude.

En admettant l'exactitude absolue de cette loi, on arrive à ce résultat : qu'à trois kilomètres de profondeur l'eau serait à l'état de vapeur. Mais comme en somme elle se trouve comprimée par la masse énorme de terre qui l'environne de tous côtés, elle reste liquide alors même que sa température dépasse 100°. Supposez que cette eau vienne à s'échapper vers la surface terrestre ; dans son trajet et au fur et à mesure de son ascension elle abandonnera une partie de sa chaleur. Néanmoins en arrivant sur le sol elle aura encore une certaine thermalité.

Les couches qu'elle aura traversées influeront sur sa composition chimique, en ce sens que certains matériaux solubles dans l'eau chaude se dissoudront pour former une eau chargée de principes minéraux.

Si d'un côté la notion de la loi physique précédemment énoncée permet d'expliquer la haute thermalité d'une source, d'un autre côté la notion de la constitution géologique du sol donne l'explication des diverses variétés de sources au point de vue minéral.

Ainsi nous avons en France des eaux sulfatées calciques chaudes, des eaux sulfatées calciques froides, des eaux sulfureuses chaudes, des eaux sulfureuses froides, etc.

Au point de vue de cette constitution géologique du sol, nous empruntons à M. Hector Serres les données suivantes :

« La relation bien évidente du groupe thermo-minéral de Dax avec l'ophite, en nous autorisant à le classer préventivement parmi les eaux salines mixtes c'est-à-dire sodico-calciques, nous permet de supposer, avec autant de raison, que leur apparition absolument contemporaine au soulèvement de cette roche n'aurait pas d'autre cause que son soulèvement même.....

« Pour s'expliquer la coïncidence du soulèvement ophitique avec l'apparition des sources, il suffit d'admettre l'hypothèse très vraisemblable que, repoussée elle-même du sein de la terre par une force inconnue, l'ophite, en déchirant les roches qui lui étaient superposées, aurait ouvert à l'eau thermale une infinité de canaux émissaires. »

Si, comme le dit M. Hector Serres, les sources chaudes sont dues à un bouleversement profond du sol, elles doivent avoir des relations intimes entre elles, et les variations de température, de débit et de principes minéraux sont dus à la plus ou moins grande profondeur d'où elles jaillissent ; aux divers terrains qu'elles traversent.

La plupart d'entre elles sortent, non pas de la roche ophitique, mais plutôt du sein de l'alluvion superposée à diverses roches de formation crétacée et principalement à la dolomie.

On peut dire qu'elles ont toutes la même origine et proviennent toutes du même gisement.

Enfin, pour terminer ces considérations générales sur les sources chaudes, voici les noms et les températures des principales sources chaudes de la France :

Chaudes-Aigues (Cantal)	81° centigrades
Ax (Ariège)	77° 1/2
Amélie (Pyrénées-Orientales)	77°
Olette (Pyrénées-Orientales)	75°
Plombières (Vosges)	68°
Bagnères-de-Luchon (Hte-Garonne)	68°
Bourbonne (Haute-Marne)	65° 1/2
Dax (Landes)	64°
La Motte (Isère)	62°
Préchacq (Landes)	61°
La Bourboule (Puy-de-Dôme)	60°
Lanaveilles (Pyrénées-Orientales)	60°
Le Vernet (Pyrénées-Orientales)	58°
Pietrapola (Corse)	58°
Bourbon-Lancy (Saône-et-Loire)	56°
Guagno (Corse)	55°
St-Sauveur (Hautes-Pyrénées)	53° 1/2
Bourbon-l'Archambault (Allier)	53°
Evaux (Creuse)	53°
Luxeuil (Haute-Saône)	52°
Néris (Allier)	52°

Bagnères-de-Bigorre (Htes-Pyrénées)   51º centigrades
Rennes-les-Bains (Aude) 51º
Lamalou-le-Bas (Hérault)   .   ·   .   .   48º
Balaruc (Hérault) 48º
Aix-les-Bains (Savoie). 47º
Digne (Basses-Alpes) 47º

III

Ce qu'on remarque lorsqu'on analyse de près les sources émanant de notre fleuve chaud, c'est qu'elles ne sont pas toutes à la même température. Cette considération est même la base de cette théorie qui veut que les sources hyperthermales de Dax soient toutes indépendantes et n'aient entre elles aucun rapport.

Il n'en est rien et un exemple récent l'a prouvé. En effet, un des établissements de notre ville fit exécuter un sondage pour découvrir une source chaude. Dès que l'eau parut, le niveau de la Fontaine Chaude qui se trouvait à 700 mètres environ du sondage baissa d'une façon considérable.

Les différentes sources qui sur un parcours de plus de 20 kilomètres à vol d'oiseau sortent du sein du fleuve chaud avec plus ou moins d'abondance, plus ou moins de chaleur, peuvent être divisées en trois groupes :

Le *Groupe supérieur*, constitué par les sources de Préchacq, du Trou de Madame, les sources adouriennes de la rive droite.

Le *Groupe moyen*, comprenant le Roth, St-Pierre, la Fontaine Chaude, le Bastion, Ste-Marguerite, Séris, le Pavillon, les geysers des Baignots.

Le *Groupe inférieur*, (Rivière, bains de Joannin, Saubusse).

Nous allons successivement étudier ces trois groupes.

Groupe Supérieur. — La source de Préchacq sort de terre au milieu de l'établissement de Préchacq-les-Bains. En réalité elle n'est pas unique, car à côté d'elle existe une autre source plus chaude et d'un débit moindre.

Sa température au griffon est de 61° centigrades. La température primitivement annoncée était de 58°, mais nous avons de nouveau plongé un thermomètre maxima au niveau du griffon de la source et avons pu constater que la température réelle était de 61° centigrade.

Son débit total a été calculé par MM. Thore et Meyrac dans leur mémoire sur les eaux et boues thermales ; ils l'évaluent à 45 à 50 pieds cubes par minute, ce qui équivaudrait à environ deux millions cinq cent mille litres par 24 heures, débit plus considérable que celui de la Fontaine Chaude à Dax. Cette eau, comme composition est analogue à celle de Dax. D'ailleurs, nous en donnons ici l'analyse.

Analyse de l'eau sulfatée calcique hyperthermale, par M. le Dr Denigès

GROUPEMENT HYPOTHÉTIQUE DES ÉLÉMENTS

Chlorure de sodium.	0^g 2668
Chlorure de magnésium	0 0779
Carbonate de magnésium.	0 0818
Sulfate de potassium	0 0087
Sulfate de calcium	0 6324
Sulfate de magnésium.	0 0376
Silice totale	0 0095
Oxide ferrique	0 0011
Matières organiques, lithine, manganèse, phosphates, iode et perte	0 0442
	1^g 1600 p. litre.
Acide carbonique libre.	0 0975

Sur les bords de l'Adour et en droite ligne de Préchacq, existe, avons-nous dit, une source chaude qui fait issue sur un banc de sable. Cette source, dont on n'a pu déterminer le débit ni la température parce qu'elle jaillit dans l'Adour même, semble néanmoins très chaude, car les habitants des villages voisins, après s'être creusé sur les bords du fleuve une sorte de baignoire, ont soin de ménager un petit canal pour amener l'eau froide de l'Adour dans ce bain d'un nouveau genre.

Le Trou de Madame, situé au milieu d'un marécage, est un trou irrégulier mesurant environ deux mètres sur trois et dont le fond est constitué par un amas de boues végéto-minérales hyperthermales.

La température de l'eau est de 40° centigrades (température prise par nous-même).

Comme nous l'avons dit, entre le groupe supérieur

ou groupe de Préchacq et le groupe moyen ou groupe de Dax, on ne trouve aucun vestige du fleuve chaud.

GROUPE MOYEN. -- Le Roth, propriété des Grands Thermes de Dax, est une source non captée qui vient sourdre au fond d'un bassin naturel formé dans le limon adourien et qui mesure environ de 3 m. 50 à 4 mètres de large. Le bassin est exposé aux inondations de l'Adour.

ST-PIERRE. — Les sources qui alimentent les bains Saint-Pierre sont constituées par quelques griffons non captés situés aux pieds des remparts gallo-romains de Dax. La notice sur la ville et les eaux thermales de Dax les désigne sous le nom de Boues de St-Pierre, à 100 mètres de l'Adour. « Les sources, y est-il dit, que l'on rencontre dans les fossés qui entourent la ville sont infiniment abondantes, mais ne présentent, quant aux propriétés chimiques, rien qui ne soit commun à toutes les autres sources thermales. »

Nous avons fait ici de larges emprunts aux divers mémoires de la Société de Borda.

FONTAINE CHAUDE. — La Fontaine Chaude, appelée aussi Fontaine de la Nèhe, est la merveille de Dax. C'est une des plus belles sources que l'on connaisse.

En 1804 on l'entoura d'une construction dont la façade principale offre un portique de l'ordre toscan. Le portique est constitué par trois arcades séparées par des colonnes engagées reposant sur des piédestaux entre lesquels sont neuf robinets qui débitent en vingt-quatre heures plus de 1200 mètres cubes d'eau. Le reste du bassin, qui est presque carré, est formé par un mur de six mètres de hauteur percé d'ouvertures garnies de grilles de fer. L'eau se trouve ainsi retenue sur une surface qui n'a pas moins de 344 mètres, et son volume variant avec son niveau, suivant les observations de M. Serres, oscille entre 465 et 506 mètres cubes.

Anciennement on était convaincu que cette source sortait d'un gouffre incommensurable, et cette croyance comptait encore naguère à Dax beaucoup de partisans. Il est de tradition que le duc d'Anjou, lors de son passage en 1701, avait eu la curiosité d'en mesurer la profondeur et qu'il avait dû renoncer à son entreprise, après avoir employé sans succès plus de milles brasses de cordes. Quarante ans après, M. de Secondat renouvelant l'expérience du jeune prince, constata que le prétendu gouffre atteignait à peine quatre toises.

En 1817, M. le baron d'Haussez, alors préfet des Landes, ne trouva plus que trois toises.

Enfin, le 14 février 1882, une commission de la Société de Borda a fait sous la direction de M. le docteur Garrigou une série d'expériences et d'observations dans l'intérieur du bassin de la Nèhe et il a été scientifiquement et définitivement constaté que l'eau chaude est fournie par deux griffons situés à deux mètres au plus l'un de l'autre vers le tiers est de la ligne est-ouest qui forme le grand axe du gouffre et sourdent à travers un lit de cailloux roulés qui en forment le fond sur un plan à peu près horizontal se trouvant à 3 m. 29 au-dessus du niveau de la mer. Le niveau moyen du béton intérieur du bassin autour de la source étant de 6 m. 94, la profondeur exacte du gouffre au-dessous du niveau moyen de l'eau (le bassin étant plein) est de 4 mètres 71.

La même commission a également déterminé la température et le débit de la source à différents niveaux.

Sa température a été prise avec les trois thermomètres suivants, préalablement comparés avec un étalon Baudin appartenant à M. Garrigou et un autre étalon Salleron dépendant de l'Observatoire météorologique installé à Dax par la Société de Borda.

1° Maxima à déversement, construit par Baudin, marqué 1553 et appartenant à M. Jules Thore ;

2° Maxima Walferdin, construit par Baudin, marqué 4030 et appartenant à M. Garrigou ;

3° Maxima Walferdin, construit par Baudin et marqué 8710, appartenant au docteur Garrigou.

Les trois instruments ont donné identiquement le même chiffre de 64° centigrades pour les deux griffons, à un dixième de degré près.

Reste à savoir si cette température est constante ? Et si elle varie, à quels phénomènes météorologiques ou cosmiques se rattachent ces variations.

Beaucoup de personnes assurent que lorsque le temps veut tourner à l'orage, l'eau du bassin devient sensiblement plus chaude. M. Jules Thore, après avoir mesuré, le 5 février 1881, avec un appareil de son invention, la vitesse d'ascension de l'eau dans le bassin qu'on avait vidé à cet effet, a calculé le débit exact de la source à différents niveaux. A 6 m. 38 au-dessus du niveau de la mer, il est de 2429 mètres cubes par jour.

La même expérience a fait supposer à M. Thore, à la suite de calculs mathématiques des plus ingénieux, que si on captait convenablement les deux griffons en les enfermant dans une tour solidement construite, l'eau s'élèverait d'elle-même à certaine hauteur sans perdre grand'chose de sa température, et on pourrait ainsi, sans machine élévatoire, constituer un véritable château-d'eau permettant de distribuer de l'eau chaude dans toute la ville, surtout si on construisait une canalisation bien isolée, et si on suivait les conseils et les idées de MM. Lafarie et Gassanné, qui se sont sérieusement occupés d'un projet d'utilisation des eaux chaudes de Dax.

La source est recouverte dans toute l'étendue du fond par une sorte de feutrage vert, luisant, constitué par une plante dénommée anabaïna thermalis.

L'anabaïna thermalis, ou fucus thermalis, est une sorte d'algue vivant exclusivement dans les sources hyperthermales ; elle présente plusieurs variétés, parmi lesquelles citons : la Tremella de Thore, l'Oscillatoria Grateloupii, l'anabaïna de Bory. Quelques caractères lui sont communs avec les plantes des eaux hyperthermales de Néris. Les algues jouent un rôle important dans la production des boues végéto-minérales que nous étudierons plus tard.

Voici le résultat de l'analyse de l'eau de la Fontaine Chaude insérée dans la statistique géologique du département des Landes.

Gaz spontanés

Acide carbonique . .	1 c.c.	60
Oxygène	0	35
Azote	98	05
TOTAL. .	100 c.c.	00

Gaz en solution dans un litre d'eau

Acide carbonique . .	4 c.c.	60
Oxygène	3	55
Azote	11	45
TOTAL. .	19 c.c.	60
Eau. .	1 litre.	

—

Sulfate de chaux. . . .	0g 35320
— de magnésie. . .	0 16957
— de soude. . . .	0 04629
— de potasse . . .	traces
Chlorure de sodium . . .	0 28909
Carbonate de chaux. . .	0 08762
— de magnésie. .	0 01356
— de fer. . . .	traces
— de manganèse .	traces
Silicate de chaux. . . .	0 03383
Phosphate de chaux. .	
Iode.	traces
Brome	
Matières organiques. .	
TOTAL. .	0g 99326

Une analyse faite par M. Landry y indique en outre la présence du fluor et de la lithine. Cette découverte importante au point de vue des effets de l'eau minérale chaude en boisson a été confirmée par M. le chimiste Filhol, de Toulouse.

L'eau de la Fontaine Chaude de Dax a des propriétés thérapeutiques que nous exposerons longuement plus tard.

Les sources du Bastion et de St-Marguerite, sur lesquelles sont bâtis les Thermes, ont été convenablement captées par les soins de M. Sanguinet, architecte de la ville. Elles sont situées à 200 mètres environ de la Fontaine Chaude dans la direction sud-ouest. Anciennement, de même que les sources de St-Pierre, elles jaillissaient au milieu d'un marécage connu sous le nom de quartier Bibi. Des bains primitifs, appelés bains de Nogués, servaient aux malades de la ville. Plus tard, lorsque les docteurs Delmas et Larauza eurent acheté le terrain et édifié le bel établissement des Thermes, elles furent captées, analysées et utilisées pour les diverses affections que nous décrirons ultérieurement.

Leur débit est de plus de 500,000 litres par 24 heures.

La température prise au griffon est de 61° et à la surface de 59° 8.

Voici quelle est la composition de la source du Bastion :

Analyse de M. le professeur Wilm

Carbonate de calcium 0ᵍ0840
    —   de magnésium 0 0148
    —   ferreux 0 0026
Silicate de magnésie 0 0084
Silice en excès 0 0328
Sulfate de calcium 0 3223
    —   de magnésium 0 1381
    —   de sodium 0 0501
    —   de potassium 0 0565
Chlorure de sodium. 0 2776
    —   de lithine 0 0006
Iodures . . . .   traces notables
Bromures . . . .   traces
Phosphates. . . . .   traces
Matières organiques et eau restant à
  150° 0 0366

    Résidu à 150° pour 1 litre. . .

              1ᵍ0244

(Wilm)

SOURCES ADOURIENNES OU GROUPE DU PORT. — Les sources sont constituées par huit petits griffons qui émergent de l'alluvion ; elles sont situées le long de l'Adour et l'une d'elles alimente le Trou des Pauvres. Elles n'offrent rien de particulier et sont semblables à la Fontaine Chaude et aux sources des Thermes.

Le GROUPE DES BAIGNOTS comprend plusieurs griffons. Les sources jaillissent au pied de la roche ophitique qui est désignée sous le nom de Tuc d'Eauze ou mamelon St-Vincent. Elles ont un débit assez considérable et une température comprise entre 53° et 59° ; elles sont captées et servent à l'alimentation de l'établissement des Baignots.

GROUPE INFÉRIEUR. — Nous n'avons aucun renseignement sur les sources situées du côté des barthes de Rivière.

BAIN DE JOANNIN, à Saubusse. — L'eau du bain de Joannin est contenue dans une grande fosse creusée au milieu d'une lande marécageuse du sein de laquelle elle jaillit.

C'est dans cette piscine absolument dépourvue de toute espèce d'abri, dont les côtés sont maintenus par des pieux et des planches et le fond occupé par un lit épais de boue tourbeuse, que se plongent pêle-mêle les baigneurs des deux sexes.

La température du bain de Joannin a été fixée à 33° 75 par MM. Thore et Meyrac. M. Delbos lui a attribué 34° et MM. Raulin et Jacquot ont constaté qu'elle atteignait 38° en été et qu'elle pouvait descendre à 24° au printemps.

———

De l'étude des sources que nous venons de faire on peut voir : 1° Que le fleuve chaud abandonne sur près de 24 kilomètres de parcours souterrain de nombreuses sources, dont certaines sont très abondantes ; 2° Qu'on peut évaluer à environ 30 millions de litres le total général des sources chaudes de notre région ; 3° Que le fleuve chaud semble abandonner de sa chaleur peu à peu au fur et à mesure qu'il s'avance dans la direction du sud-ouest. (Préchacq 61°, Dax, Fontaine Chaude 64°, Thermès 61°, Baignots 59°, Bains de Joannin 38°-34°-24°.

Boues Végéto-Minérales

« En France on confond sous le nom générique de Boues, aussi bien les matières minérales que les eaux précipitent spontanément, que les matières confervoïdes qui se développent dans les bassins de réfrigération. En Allemagne au contraire on distingue deux sortes de boues : 1° la mineralmoore ou boue marécageuse, imprégnée naturellement ou artificiellement de sels minéraux ou de gaz ; 2° la mineralschlamm conferves ou matières végéto-thermales, dépôts organiques également imprégnés d'eau minérale. Nous proposerons de changer ces noms en *limon minéral* et *limon végétal*.

« Comme type de limon minéral, les auteurs du dictionnaire des eaux minérales signalent les boues de St-Amand (France-Nord) et de Franzensbad (Etats Autrichiens Bohême), et comme type de limon végétal Néris, Bagnères-de-Luchon et Dax.

« Si la station de boues de Dax n'existait pas, il n'y aurait rien à modifier dans la classification précédente ; car soit en France, à St-Amand et à Barbotan ; soit à l'étranger, à Franzensbad, à

Balaton-Furid, à Albano et à Acqui, les boues constituées par un limon minéral sont formées par des terrains marécageux ou tourbeux traversés par des courants d'eau minérale ou simplement baignés par elle.

« Or, toutes ces boues, très riches en carbonate et en silicate, sont des boues maigres, sèches, peu ou pas onctueuses et dont les effets tiennent autant à l'irritation mécanique due aux rudes frottements exercés sur la peau par les parcelles cristallines dures qu'elles contiennent, qu'à un effet chimique proprement dit.

« Mais, par suite d'une situation topographique exceptionnelle, Dax est pourvu de Boues minérales dont la base est constituée par les dépôts fluviatiles de l'Adour qui présentent une onctuosité remarquable et non par un terrain marécageux, tourbeux, toujours assez maigre : on comprend donc que dans ce dernier cas les boues doivent avoir une action thérapeutique différente qu'on ne saurait négliger.

« Ce n'est guère que par habitude que la plupart des auteurs signalent à l'envi l'emploi des Boues confervoïdes dans une foule de stations minérales chlorurées sodiques, sulfureuses, sulfatées, bi-carbonatées, etc., où cette pratique est abandonnée depuis bien des années, si tant est qu'elle y ait jamais existé régulièrement. Tout au plus si dans quelques-unes encore, un petit nombre de malades, peut-être, s'appliquent comme topique, *proprio motu*, ces matières grasses et onctueuses formées par les débris des végétaux microscopiques qui naissent au sein de ces eaux.

« A Barbotan, les eaux ne dépassent pas la température de 31° à 36° centigrades, chiffres trop faibles pour certains cas pathologiques.

« Provenant, comme la plupart des Boues minérales allemandes, d'un terrain tourbeux, ces boues sont fortement sablonneuses, dures et maigres.

« En outre la température native des eaux de Barbotan est trop basse pour qu'il s'y produise les végétations microscopiques (oscillariés) qui naissent en si grande abondance dans les eaux de Dax ; car ces végétations ne peuvent proliférer que dans des eaux ayant au moins 45° centigrades. » (Delmas et Larauza. — Etude comparative sur les stations de Boues minérales françaises et allemandes).

Nous avons tenu à rapporter tout au long les théories et les idées des deux praticiens qui ont les premiers mis en relief la valeur thérapeutique de nos boues comparées aux boues françaises et étrangères. Dans un travail plus récent, notre excellent confrère M. le docteur Lavielle s'est non seulement attaché à l'étude comparative des boues françaises et allemandes, mais a étendu le cercle de ses recherches à toutes les stations similaires de l'Europe. Ses conclusions sont en somme semblables à celles des auteurs précités et démontrent clairement que les boues de Dax doivent leur réputation et leur efficacité à la manière dont elles se forment.

Cette genèse de nos boues a été clairement exposée de la façon suivante par les auteurs du dictionnaire de Thérapeutique :

« L'Adour subit tous les ans et même plusieurs fois par an des crues très fortes qui amènent des inondations plus ou moins étendues dont le premier effet est de couvrir les rives d'un limon épais. Partout où ce limon, qui d'abord n'est qu'une simple vase, se trouve après l'inondation en contact avec l'eau chaude et sulfatée des sources thermales, il se produit des boues médicinales ; mais il faut bien se rendre compte que ces boues sont la résultante d'une action complexe à la fois physique et chimique, qu'elles ne sont pas naturelles dans le sens propre du mot, c'est-à-dire qu'elles ne proviennent directement ni de l'Adour ni des sources.

« Le limon adourien qui n'a aucune propriété ne constitue pas les boues médicinales de Dax ; pour que celles-ci se produisent, il faut que le limon du fleuve (comme tout autre limon pourrait le faire) subisse en présence de la lumière l'action des sources chaudes. Sous l'action de la lumière et de la chaleur, il se produit rapidement une abondante végétation cryptogamique de conferves et algues appartenant à divers genres et parmi elles des sulfuraires.

« Ces algues ne se développent bien que dans l'eau chaude, comme d'ailleurs partout où il existe de l'eau thermale, mais la végétation est incomparablement plus riche et plus rapide dans les boues. Comme toute matière organique, les végétaux opèrent la réduction du sulfate de chaux et mettent en liberté une petite quantité de soufre combiné à l'hydrogène, mais il faut bien convenir que cette quantité est assez faible. Le véritable effet des algues est de donner pour ainsi dire la vie au limon purement minéral et de le transformer peu à peu en une véritable tourbe vivante onctueuse et noire où les propriétés émollientes s'ajoutent aux propriétés minérales de l'eau elle-même. » (Dictionnaire de Thérapeutique).

Au Congrès scientifique qui se tint à Dax en 1882, M. le Dr Garrigou, professeur des eaux minérales à la Faculté de Toulouse, a ajouté : « Ces boues présentent plusieurs agents thérapeutiques réunis : 1° par elle-même, la boue est un vrai cataplasme ; 2° ce cataplasme est chauffé par l'eau minérale ; 3° il renferme des substances minérales actives empruntées soit à l'eau minérale, soit par des transformations à celles qui constituent la boue elle-même ; 4° la substance des algues mortes dans la boue constitue un agent plus ou moins gélatineux et organique, utile comme émollient ; 5° les algues vivantes, dont l'abondance peut devenir énorme dans la boue mise en culture régulière, constituent un émollient animé. »

Les boues de Dax se présentent sous l'aspect suivant : elles ont une coloration noirâtre, une odeur désagréable fade et parfois légèrement sulfureuse. Au toucher elles sont onctueuses : elles salissent et tachent fortement le linge. Suivant qu'elles sont plus ou moins anciennes, elles revêtent des aspects différents. Au début, lorsqu'elles viennent seulement d'être déposées dans les bassins par les débordements de l'Adour, elles ont une coloration jaune ocre, sont dépourvues d'odeur et au toucher sont plutôt dures. Peu à peu, sous l'influence de l'eau chaude qui les traversc, elles deviennent noirâtres. En somme, et c'est là un point sur lequel nous insistons, elles jouent à l'égard de l'eau minérale le rôle d'un filtre. Elles s'imprégnent lentement de tous les principes de l'eau minérale hyperthermale tout en gardant leurs éléments propres. Ce qui domine surtout chez elles, ainsi que les analyses le démontrent, c'est la présence de silice, d'alumine, de sulfites, de sulfures, de fer et de matières organiques. .

Nous rapportons ici deux analyses de boues, l'une faite par M. le docteur Denigès et se rapportant aux boues extraites de Préchacq, l'autre faite par M. Wilm et concernant les boues des Thermes de Dax.

Nous avons choisi ces deux analyses exprès, car l'une, celle de M. Denigès, porte sur des boues non séchées au préalable, l'autre, celle de M. Wilm, sur des boues soumises à la dessiccation.

Source de Préchacq-les-Bains

**Analyse des boues végéto-minérales
par M. le Dr Denigès
professeur agrégé à la Faculté de Médecine de Bordeaux**

Eau	48ᵉ 84
Carbonates alcalins	*traces*
Sulfates alcalins	*traces*

Acide phosphorique total	og oo5
Carbonate de chaux	3 4oo
Sulfate de chaux	o 295
Chlorure de sodium	o o468
Fer sulfuré (ferreux)	o o4o2
Fer oxydé (ferrique)	1 52o
Fer combiné à la matière organique.	o 45o
Silicate d'alumine	10 472
Silice	31 268
Matières organiques	3 58o
Pertes	o o83
Résidu sec.	51 16
	100g oo

Analyse des Boues des Thermes de Dax

Sable et silicates inattaquables par l'acide chlorhydrique.	73g oo
Eau	6 9
Matières organiques	6 o
Oxyde ferrique.	6 7
Sulfure de fer	4 3
Alumine	1 7
Oxyde de manganèse	o 22
Chaux (à l'état de silicate ou d'alumine)	o 7o
Magnésie id. id.	o 3o
Sulfate de calcium ou de magnésium .	o 35
Chlorure de sodium	o 15
Acide phosphorique	traces
	100g 32

Il faut admettre en outre la présence d'une petite quantité de tous les éléments contenus dans l'eau minérale de Dax.

Wilm.

« De plus, les principes contenus dans les eaux subissent au contact des matières organiques si abondantes contenues dans ces limons une réduction amenant la formation d'acide sulfhydrique, de sulfures, de sulfites, d'hyposulfites, etc., et comme conséquence déterminant la production de courants électriques. Or, l'on sait la puissance catalytique de ces corps ou agents quand ils sont à l'état naissant. » (Delmas et Larauza. — *loco citato*.)

Les végétaux qui naissent sur la surface de la boue et que d'une manière générale nous appelons conferves, contiennent en assez grande abondance de l'iode et du brome. Ainsi, lorsqu'on réduit en cendres une certaine quantité de ces algues, on trouve qu'elles renferment de la magnésie, de la chaux, du fer, du manganèse, du chlore, du soufre, de l'acide carbonique à l'état de carbonates, de l'iode et du brome.

Lorsqu'on examine avec soin la surface des sources chaudes renfermant de la boue, on remarque que du sein des algues s'échappent des bulles de gaz ; les gaz sont surtout constitués par de l'oxygène et de l'azote.

Nous avons dit que les boues devenaient végéto-minérales par suite de l'action de deux facteurs : 1° dépôt de limon dans un bassin où jaillit une source minérale chaude ; 2° apparition de conferves à la surface du limon. Cette boue n'est médicale et apte aux divers traitements que lorsque sa coloration est devenue complètement noire et lorsque les conferves ayant subi une putréfaction complète l'ont transformée en cette sorte de fange onctueuse et gélatineuse.

C'est alors qu'on la recueille et qu'on la transporte dans les puits à boues de réserve et dans les baignoires de boues. Les puits à boues et les baignoires sont continuellement traversés par l'eau minérale chaude de manière à permettre à la boue 1° de conserver une température élevée ; 2° de l'entretenir toujours dans le même degré de minéralisation.

Or, comme l'eau minérale qui traverse ces boues est d'une température de 58° à 61° centigrades, on conçoit que plus on donne de débit à la source, plus on élève la température de la boue. C'est sur ce principe qu'est construit tout l'aménagement balnéaire des Thermes de Dax, et il est aussi aisé de donner à un malade un bain de boues à 40° qu'un bain de boues à 50°.

De l'étude aussi complète que possible que nous venons de faire de nos eaux et de nos boues, le lecteur peut voir que l'un et l'autre de ces éléments thérapeutiques sont intimement liés, que l'application des formules balnéaires au moyen des eaux et des boues repose autant sur des données scientifiques que sur la pratique journalière des diverses affections susceptibles de trouver dans notre station la guérison ou du moins une forte amélioration.

Action physiologique de l'Eau Minérale de Dax

L'eau minérale de Dax prise en boisson augmente d'une manière considérable la diurèse et convient à toutes les affections où le rein a besoin d'être stimulé. Elle joint en outre la propriété de faire éliminer des urates et des phosphates en très grande quantité. Pour certaines personnes en outre, elle est laxative par suite du sulfate de soude, du sulfate de magnésie et du chlorure de sodium qu'elles contiennent. Pour d'autres, elle n'exerce aucune action.

Prise à la dose de quatre verres par jour, elle ne détermine aucun phénomène, sauf la diurèse. A une dose plus élevée elle peut amener de l'inappétence, du dégoût de l'alimentation. Elle est précieuse lorsqu'on veut obtenir une sudation abondante ; il suffit alors d'en prendre un verre avant d'entrer dans un bain de boue ou dans une étuve.

Utilisée sous forme de bains, elle est éminemment sédative et convient à l'élément douleur sous toutes ses formes. Les bains minéraux prolongés et tempérés agissent sur le système nerveux à la manière d'un calmant. Chaude, elle est débilitante et congestionnante.

Les douches d'eau minérale tempérées sont toniques et sédatives. Chaudes, elles amènent une réaction très vive pouvant même déterminer des accès fébriles. Froides, elles rentrent dans le cadre de l'hydrothérapie froide et provoquent les mêmes effets que les eaux athermales non minérales. Dans les eaux minérales on utilise encore un autre agent : c'est la vapeur qui s'échappe des sources et qui est employée soit en inhalations, soit en fumigations, soit sous forme d'étuves générales ou partielles.

Action Physiologique des Boues de Dax

Les Boues de Dax agissent, et agissent même d'une façon énergique, mais comment agissent-elles ? Voilà une question de physiologie intéressante à connaître, car on n'est pas encore bien fixé sur ce point.

1º Divers auteurs assurent qu'elles doivent leurs propriétés remarquables à leur haute thermalité ;

2º D'autres invoquent des échanges chimiques qui se produiraient par action réductrice de l'air et par des courants électriques à l'état naissant ;

3º D'autres enfin, et M. Verigo, professeur à l'Université d'Odessa est de ce nombre, croient à l'action thérapeutique des microorganismes qui existent dans les boues.

Nous ne pouvons nous prononcer d'une façon absolument catégorique à ce sujet ; nous croyons qu'il faut plutôt considérer l'action résolutive des boues comme un ensemble résultant de tous ces phénomènes et empruntant à chacun une somme d'énergie et de force vive plus ou moins grande.

Pour nous rendre compte des phénomènes subjectifs qui se produisent lorsqu'on fait agir la boue sur une partie quelconque du corps, nous nous sommes soumis à une série d'expériences dont voici les résultats.

Aussitôt qu'un membre ou qu'une partie quelconque du corps se trouve emprisonnée dans la boue, on commence à ressentir pendant trois ou quatre minutes une sensation de chaleur intense.

Puis il se produit une sorte d'engourdissement accompagné d'un sentiment de fraîcheur générale légère due à une contraction du système capillaire cutané. Cette sensation dure environ de six à huit minutes et fait place à une excitation calorifique plus ou moins intense que l'on peut attribuer à une action reflexe se transmettant d'une partie soumise à une température hyperthermale jusqu'au système nerveux central. Ce dernier stade marque en général la fin de l'opération. Signalons en passant l'énorme transpiration qui se produit chez certains malades soumis à l'application locale ou aux bains de boues et que l'on peut rapporter également à l'action reflexe. Il est un point que nous devons signaler et qui explique les différences que l'on remarque sur nos ordonnances.

Plus l'application prescrite se trouve intéresser une portion du corps plus rapprochée du sommet, plus le deuxième stade se produit rapidement et plus la sudation est abondante. C'est en vertu de ce précepte, que lorsque nous prescrivons une application sur la nuque d'une malade, nous ne dépassons pas 40° tandis que pour obtenir un résultat semblable nous sommes obligés, par exemple pour les pieds, de porter la température jusqu'à 44° ou 45°.

Il en est de même de la durée : plus l'application est faite près de l'encéphale, moins elle doit avoir de durée.

D'ailleurs, en règle générale, on doit subordonner le traitement thermal :

1° A l'âge du malade ;

2° A son sexe ;

3° A sa constitution.

Nous allons passer maintenant à l'étude des modifications physiologiques dues au traitement par les boues.

Pouls. — Le pouls est généralement plus accéléré et plus fort au sortir d'un bain ou d'une application locale de boues.

Température générale. — Peu modifiée. Parfois un écart de deux à trois dixièmes. La chaleur intense qu'accusent certains malades est due plutôt à un état congestif de l'encéphale qu'à une élévation réelle de la température du corps.

Température locale. — La température locale est plus élevée après le traitement par l'application locale de boues ; elle reste stationnaire après le bain de boues.

Après l'application locale, elle se trouve habituellement supérieure de un, deux, trois ou même quatre degrés à la température générale. De cette

constatation on peut déjà déduire un point important :
c'est que le système circulatoire se trouve fortement
sollicité par l'application locale de boues ; et comme
dans toute hyperemie, il se produit ensuite une
phase de résolution, on peut donc dire que
l'application a une action résolutive intense.

Peau. — Au sortir du traitement par les boues,
la peau conserve pendant un laps de temps assez
considérable une grande moiteur ; elle est souvent
le siège de fourmillements dus à la contraction des
capillaires sanguins.

Muscles. — On peut dire, en général, que les
muscles sont plus souples ; et cette souplesse
s'explique par la tension plus forte du système
artériel. On note parfois des crampes, des raideurs
qui ne sont jamais que passagères. Parfois, également,
des sortes de contractions fibrillaires. Nous en
avons eu deux exemples frappants. Rien de particulier
à noter dans les autres appareils.

Il nous reste à parler d'une singulière propriété
que possèdent les boues. Au début, lors des premiers
traitements, les douleurs se réveillent parfois à un
tel point que les malades sont effrayés par la
perspective de souffrir davantage et d'avoir été
mal conseillés dans le choix de la station. La
caractéristique de ces douleurs est d'être non
seulement locales, mais plus souvent générales. Il faut
se souvenir que dans presque toutes les médications
balnéaires intensives, le même fait se produit. Pour
nous, ce symptôme, loin d'être une contre-indication,

est une sorte de criterium, de quasi-certitude que la médication employée est réellement celle qui convient au malade et à sa maladie.

Indications Thérapeutiques de la Station de Dax

Eau Minérale

L'eau minérale en boissons est indiquée surtout dans les affections suivantes :

1° *Goutte chronique.*

2° *Diathèse urique.*

3° *Gravelle.*

Et dans toutes les affections où il s'agit de décharger les reins en leur permettant d'éliminer facilement les éléments anormaux de l'urine.

L'eau minérale est contre-indiquée dans les *albuminuries graves,* car elle s'associe avec l'albumine pour constituer des albuminates qui franchissent difficilement les tubes rénaux. Elle est indifférente dans le *diabète* où elle ne semble exercer ni une action nocive ni une action curative. Elle est mal supportée dans la *dilatation stomacale, dans les gastrites aiguës et chroniques.*

Les affections hépatiques ne sont pas influencées par l'usage de l'eau minérale en boissons.

Signalons en passant que l'eau minérale, lorsqu'on la recueille avec toutes les précautions voulues, est complètement aseptique et par ce fait nous rend de réels services en chirurgie.

La dose d'eau minérale que nous prescrivons en général est de trois à six verres par jour. Un de nos maîtres de la Faculté de Bordeaux atteint de gravelle vient régulièrement chaque année à Dax pendant une quinzaine de jours et boit des quantités d'eau minérale chaude qui, dit-il, est merveilleuse pour ses reins.

On doit boire cette eau dans l'intervalle des repas et deux heures au moins après chaque repas.

Prise avant de manger, elle produit de l'inappétence.

———

L'Eau minérale utilisée sous forme de bains est employée avec succès dans les maladies suivantes :

Goutte aiguë.
Rhumatisme aigu.
Neurasthénie.
Névralgie sciatique aiguë.
Névrites.

—

Piscine minérale à eau courante. — La piscine minérale à eau courante est une sorte de vaste baignoire carrée où l'eau minérale entre par le fond puis s'écoule par un déversoir situé au niveau de sa surface. La température de cette piscine est variable et réglée suivant l'ordonnance médicale.

En général elle est de 34° centigrades, mais peut dans certains cas bien définis abaisser ou élever cette température. Ainsi, les malades atteints d'une affection médullaire quelconque se trouveront très soulagés par une piscine minérale prolongée à la température de 30° à 31°, alors que la même piscine portée à la température de 34° pourrait amener chez eux des états congestifs assez graves. On fait suivre en général la piscine minérale d'une petite douche en pomme d'arrosoir un peu plus froide que la piscine elle-même.

La piscine minérale à eau courante est surtout efficace dans le traitement de la névralgie sciatique aiguë, de la goutte, de la neurasthénie.

Le bain minéral ordinaire à température élevée 38° à 40° convient aux rhumatismes articulaires aigus, aux arthrites douloureuses.

Les douches d'eau minérale sont surtout utilisées pour lutter contre l'action débilitante des traitements par les boues (soit bains entiers de boues, soit applications). On les administre de plusieurs façons :

DOUCHES GÉNÉRALES *en pluie, en jet, en pomme d'arrosoir, soit froides, soit chaudes, soit écossaises.*

Douche en pluie. — Elle est surtout employée comme douche laveuse et nous sert au sortir d'un bain de boues pour enlever la couche de limon qui couvre le corps du malade. En général elle est prescrite de 34° centigrades jusqu'à 39° centigrades.

Douche en jet. — La douche en jet est employée journellement et constitue comme un adjuvant de nos boues En effet elle agit : 1° par sa minéralisation ; 2° par sa thermalité ; 3° par la plus ou moins grande percussion du jet. Sa température peut être de 14° centigrades et s'élever jusqu'à 40°. Sa durée de trente secondes peut être portée à 5 minutes suivant les cas. On termine en général la douche par un jet final chaud sur les pieds, de manière à amener la décongestion de la tête.

Les douches générales sont surtout indiquées dans le *rhumatisme chronique*, dans la *névralgie sciatique*, dans la *neurasthénie*, dans les *névroses*.

DOUCHES LOCALES. — Les douches locales sont beaucoup plus chaudes que les douches générales. En effet, elles ont surtout pour but de produire une forte révulsion sur la partie malade. Leur température varie de 40° à 52°. Leur durée est variable, mais en général dépasse cinq minutes.

Elles conviennent aux arthrites chroniques des membres, aux ankyloses fibreuses, aux rhumatismes monoarticulaires. On emploie encore l'eau minérale en pulvérisations, en lavages, en douches pharyngiennes.

--

Les vapeurs naturelles des sources sont utilisées

en étuves générales ou partielles, en humages. Elles conviennent surtout aux rhumatismes articulaires douloureux, aux arthrites simples, aux arthrites blennorhagiques.

Les étuves générales sont employées toutes les fois qu'il s'agit d'amener une sudation rapide et profonde.

Les étuves partielles conviennent surtout aux affections monoarticulaires.

Le humage s'adresse aux angines de nature herpétique ou rhumatismales et à certaines bronchites chroniques venant compliquer le rhumatisme.

BOUES

La boue est employée de deux manières différentes : 1° en bains de boues ; 2° en applications locales de boues.

BAIN DE BOUES. — Le bain de boues est constitué par une piscine carrée entourée d'un courant d'eau minérale sur ses quatre côtés et au fond. Cette eau minérale, après avoir circulé autour de la baignoire pénètre par le fond et traverse une couche de boue de 45 à 50 centimètres de hauteur, puis se répand à sa surface et s'échappe par un déversoir latéral.

Ainsi se trouve réalisée en petit la disposition des grandes piscines naturelles de boues (Trou des Pauvres, Roth, etc.). Cette eau minérale qui circule ainsi a un double but et un double effet.

1º Celui de maintenir toujours la boue au même degré de minéralisation ; 2º celui de permettre, suivant la quantité plus ou moins grande d'eau minérale émise, d'échauffer le bain jusqu'à une température donnée. En traversant le bain de boues elle abandonne une certaine quantité de sa chaleur et n'arrive à la surface qu'à un degré modéré. Ainsi donc, en substance, le bain de boues se compose de deux parties : la boue qui forme le fond de la baignoire et qui en général est à une température de 40° à 44° centigrades, la surface constituée par l'eau minérale qui n'est plus qu'à 36° ou 38° centigrades. Cette disposition, qui a pour but d'assurer la décongestion du corps de bas en haut, est éminemment favorable au traitement. Il existe aux Thermes de Dax plusieurs piscines à boues qui toutes n'ont pas la même température. Ainsi donc il est très facile de donner au malade le bain d'après le degré prescrit par le médecin.

L'effet de ces bains a été nettement exposé par M. le docteur de Sandfort. D'après cet auteur ils produisent : « un état fluxionnaire de la peau qui réveille la vitalité des parties ; stimulation de la nutrition interstitielle, d'où régularisation de la distribution de l'influx nerveux et de la circulation dans les vaisseaux capillaires. Action spoliatrice dans les dyscrasies du sang, due aux sudations profuses généralisées. »

Cette action profonde explique comment des douleurs anciennes, et que même le malade croyait complètement disparues, se réveillent après les premiers bains de boues et revêtent parfois un degré d'acuité assez grand.

On observe aussi des phénomènes d'inappétence, de lassitude, d'insomnie, qui, loin d'être des contre-indications à l'emploi des boues, sont au contraire le plus souvent un signe certain de leur efficacité.

Ainsi donc, avant le commencement d'un traitement balnéaire intensif, le malade, doit être prévenu que parfois le bain exagère ou réveille les douleurs, afin qu'il n'ait pas à s'alarmer.

Le bain de boues s'emploie surtout dans le *rhumatisme articulaire généralisé*, dans les *névralgies sciatiques chroniques*, dans le *rhumatisme déformant*, dans les *névrites périphériques*.

Le bain de boues est absolument contre-indiqué dans les *affections cardiaques graves,* dans les *maladies de la moelle épinière*, dans l'*ataxie locomotrice*, dans la *paralysie agitante*, dans la *paraplégie*, dans les *hémiplégies*.

APPLICATION LOCALE DE BOUES. — Les applications locales de boues consistent à recouvrir une partie ou la totalité d'un membre d'une couche épaisse de limon porté à une température très élevée. Cette couche est en général triple et se compose d'une première enveloppe dite couche à thermalité prescrite et de deux autres enveloppes qui jouent le rôle de couches protectrices et empêchent la première de trop se refroidir. Les applications locales de boues se font sur toutes les parties du corps.

Dans certains cas, par exemple lorsqu'une lésion cardiaque ne permet pas d'employer le bain de boues entier, on emploie l'application successive sur toutes les parties du corps.

La température d'une application locale de boues varie de 40° à 52° suivant la tolérance du malade et suivant l'effet que l'on veut obtenir. Sa durée ordinaire est de 25 à 30 minutes, mais peut être portée jusqu'à 1 heure et 1 heure et demie sans inconvénient. Pour enlever la boue on fait suivre ce traitement d'une douche locale chaude à 38° ou 40°.

L'application locale de boues convient surtout au traitement des *affections rhumatismales localisées, arthrites, arthro-névralgies rhumatismales, rhumatisme chronique avec déformation, ankyloses fibreuses, hydarthroses, luxations anciennes, fractures, impotences fonctionnelles, paralysie a frigore.*

Les affections cardiaques ne sont pas une contre-indication à l'emploi des applications locales de boues.

Les seules maladies articulairess non justiciables de l'application locale de boues sont : *les périostites phlegmoneuses diffuses, les fractures récentes, le rhumatisme articulaire aigu, les arthropathies d'origine tabétique.*

———

Arrivé à la fin de ce travail sur les ressources balnéaires que présente notre station, nous avons cru devoir, en un tableau synoptique facile à consulter, indiquer les cas justiciables d'une bonne thérapeutique thermale.

TABLEAU SYNOPTIQUE

des Indications Thérapeutiques de la Station de Dax

		INDICATIONS	CONTRE-INDICATIONS
1º EAU MINÉRALE	En boisson	Goutte chronique Diathése urique Gravelle	Albuminuries Néphrites Gastrites aiguës Dilatation de l'estomac
	En bains	Goutte aiguë Rhumatisme articulaire aigu Neurasthénie Névralgie sciatique Névrites	
	En douches générales	Rhumatisme chronique Névralgie sciatique Névroses	Affections médullaires Ataxie locomotrice
	En douches locales	Arthrites chroniques Ankyloses fibreuses Rhumatisme monoarticulaire	

		INDICATIONS	CONTRE-INDICATIONS
2º VAPEURS NATURELLES	Etuves générales	Rhumatisme articulaire douloureux Arthrites simples Arthrite blennorhagique	Affections cardiaques Affections médullaires
	Etuves partielles	Affections monoarticulaires	
	Humage	Bronchite chronique Bronchite herpétique Irritation laryngée	
3º BOUES VÉGÉTO-MINÉRALES	En bains	Rhumatisme articulaire généralisé Névralgie sciatique chronique Rhumatisme déformant Névrites	Affections cardiaques Affections de la moelle Ataxie locomotrice Hémiplégie Paraplégie
	En applications locales	Affections rhumatismales localisées Arthrites Arthronévralgies rhumatismales Ankyloses fibreuses Hydarthrose Luxations anciennes Fractures Impotence fonctionnelle Paralysie a frigore	Périostite phlegmoneuse diffuse Fractures récentes Rhumatisme articulaire aigu Arthropathies d'origine tabétique